L'EAU DE PAU

...STION DE LA CHAUX

PAR

Paul MEUNIER

...ation faite à la Société Médicale de Pau
Séance du 9 Mai 1913.

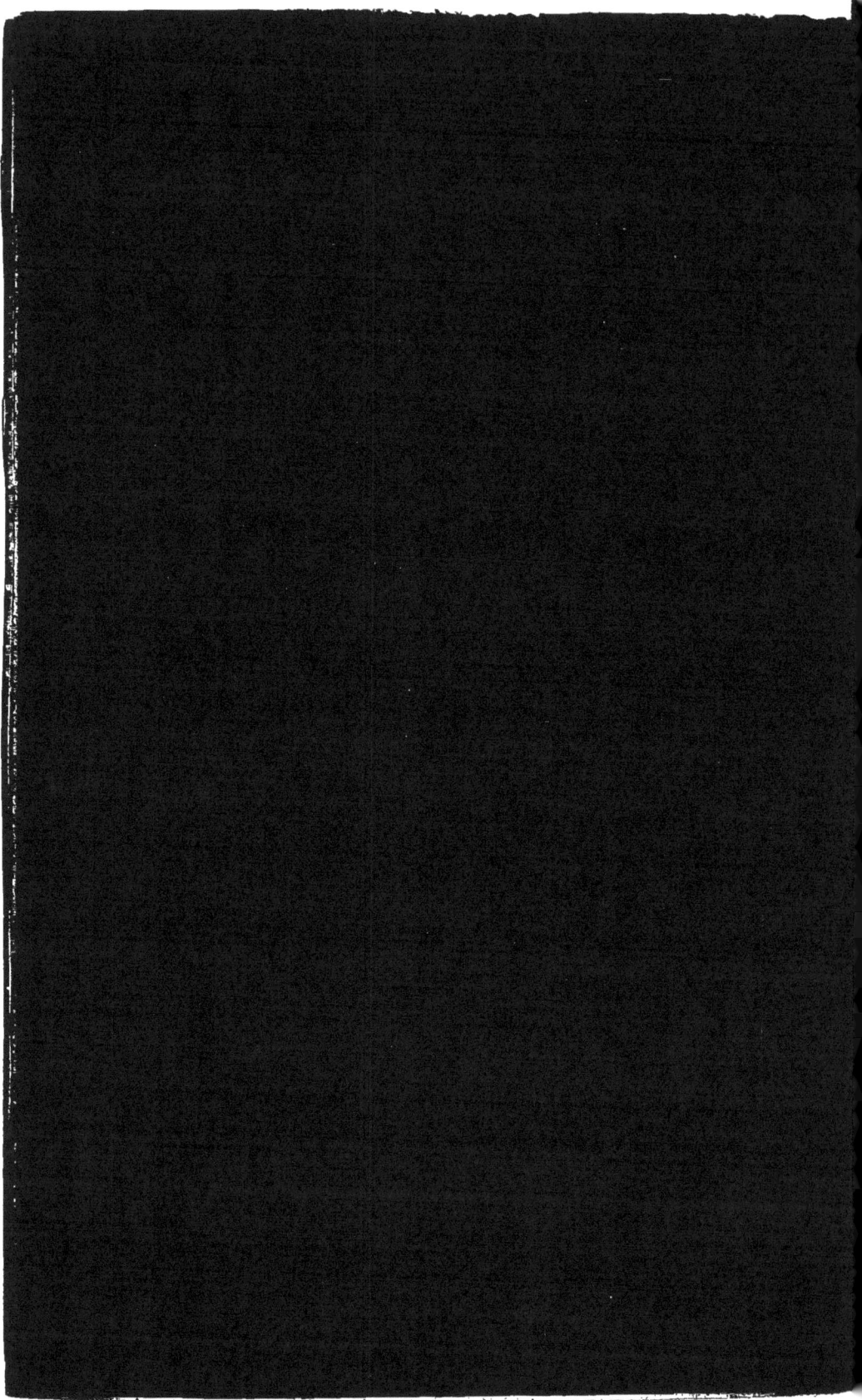

L'EAU DE PAU

ET

LA QUESTION DE LA CHAUX

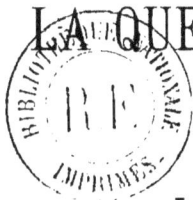

PAR

Le Dr Henri MEUNIER

Membre du Conseil Départemental d'Hygiène
et de la Société d'Études Scientifiques sur la Tuberculose (Paris).

━━━━━ ━ ━ ━━━━━

Communication faite à la Société Médicale de Pau
séance du 9 Mai 1913.

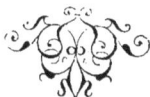

PAU

IMPRIMERIE-LITHOGRAPHIE GARET & HARISTOY

Rue des Cordeliers, 11

—

1913

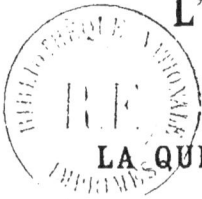

L'EAU DE PAU

ET

LA QUESTION DE LA CHAUX

Depuis plus de trois ans que la Ville de Pau, grâce à l'heureuse inspiration d'une de ses municipalités et au persévérant concours des divers services qui ont eu à y participer, a pu réaliser l'épuration réelle, et je puis dire maintenant définitive, de l'eau de consommation, — depuis trois ans que nous devons à cette transformation des résultats remarquables et presque inespérés dans l'amélioration de l'hygiène de notre ville au point de vue des maladies d'origine hydrique, — il semblait que nous pouvions tous, administrateurs, médecins et population, nous estimer heureux de ce succès et nous réjouir d'une situation que bien des villes nous envieraient.

Eh bien, Messieurs, il paraît que notre satisfaction est un peu présomptueuse et que nous n'avons pas pensé à tout. C'est du moins l'opinion qui m'a été transmise par un de nos confrères de la région parisienne, très bien intentionné d'ailleurs à notre égard, comme vous allez en juger par la suite.

La correspondance que j'ai échangée avec cet obligeant confrère a eu pour point de départ une lettre dans laquelle il me demandait de le renseigner sur ce qui avait été fait à Pau au point de vue de l'amélioration de l'eau et sur les résultats obtenus.

Je lui envoyai immédiatement les divers rapports ou mémoires que j'ai rédigés sur cette question soit pour le Conseil départemental d'hygiène, soit pour le maire de Pau, soit pour la Société Médicale.

A cet envoi, mon correspondant me répondit par la lettre que voici :

MON CHER CONFRÈRE,

Je vous remercie bien vivement de votre intéressante lettre et de vos articles sur la question qui m'intéresse.

Je vous prie d'excuser mon retard à vous répondre : il avait pour cause mon désir de vous lire en entier, pour voir si je n'aurais pas quelque observation intéressante à vous faire.

Comme observation, je me permettrai avec plaisir de vous complimenter sur vos beaux résultats et d'être de votre avis sur la question de la « constante de composition de l'eau ».

De même sur l'utilité pour l'organisme d'être en état d'habituelle lutte pour sa défense (malgré que ce ne soit qu'une hypothèse, mais une hypothèse à laquelle je crois fermement).

Maintenant que vous vous reposez sur vos lauriers, — ce qui est fâcheux, car il n'y a de satisfaction profonde que si on lutte activement avec efforts d'initiative, — permettez-moi de soumettre à votre activité le but suivant.

Vous donnez à votre belle ville de l'eau bien filtrée, sur du sable *siliceux* (ainsi que me le disait récemment avec netteté M. le Professeur A. Gautier) ; voudriez-vous avoir l'ambition de voir si vous donnez à vos concitoyens de l'eau qui leur apporte *tous les avantages* qu'une bonne eau de boisson peut apporter ? Car ne pas être nuisible, c'est très bien, « primo non nocere », mais être utile est mieux ; et, *avec prudence*, ne pourrait-on pas arriver à ce mieux ?

Vous avez toute une catégorie de personnes qui sont en délicatesse avec leur ossature : les femmes en état de grossesse qui ont à former un fœtus avec points d'ossification ; les enfants qui se développent ; les « mal nourris » par pauvreté ou par ignorance de ce qu'il faut demander à l'alimentation ; les candidats à la tuberculose et les tuberculeux enfin.

Pour tous ceux-là l'eau qui sera à leur portée, dont ils profiteront dans leur boisson, dans la cuisson de leurs légumes, dans la confection de leur pain et de toutes les pâtisseries, cette eau pourrait jouer le beau rôle de fournisseur principal de *chaux*, si utile dans la défense de l'organisme, particulièrement vis-à-vis du bacille de Koch.

Mais que ce soit sous forme de *carbonate* de chaux ou de bicarbonate et *non pas de sulfate*, car l'expérience a montré à mon distingué ami Paul Ferrier, qui a su si merveilleusement voir le rôle bienfaisant de la chaux dans la tuberculose, — que le sulfate de chaux donnait les résultats contraires : les tuberculeux dépérissaient. De l'acide sulfurique arrive-t-il à se libérer et à fixer de notre chaux ? Je ne sais.

A Berck, si utile aux tuberculoses osseuses, l'eau de la ville est carbonatée calcique ; à Cannes et à Menton, le meilleur du bénéfice est dû à l'eau suffisamment calcaire qui y est distribuée.

En Auvergne, pays cependant granitique, d'innombrables sources sont calcaires, grâce sans doute à l'acide carbonique qui se dégage et fixe de la chaux, et les Auvergnats ont de bonnes dents. (Les dents sont les témoins, bien à notre portée, de ce qui se passe dans notre ossature, plus cachée.)

Donc le champ vous est ouvert...

Ne pourriez-vous pas, comme à Francfort, où l'eau amenée était acide par la présence excessive d'acide carbonique, faire passer l'eau sur des morceaux de beau marbre concassé, où l'acide carbonique en ronge une quantité énorme et donne du carbonate de chaux aux habitants ? Ou ne pourriez-vous pas trouver dans une source voisine l'eau de composition chimique voulue, pour l'amener sur vos filtres, par exemple l'eau de Béon ?

Je vous signale enfin le livre du Dr Ferrier, intitulé : « Traitement et guérison de la tuberculose. » Si vous vous le procurez, vous en tireriez de fortes réflexions.

Encore une fois merci et bien confraternellement à vous.

Dr T...

Voici donc, Messieurs, la situation : Ni l'assainissement parfait de notre eau, ni la suppression des maladies d'origine hydrique et de la fièvre typhoïde en particulier, ni la sécurité que nous avons acquise et qui ne s'est pas démentie depuis trois ans, ne sont des résultats suffisants ; — nous nous reposons trop tôt sur nos lauriers ; — nous avons oublié la grave question de la chaux, cette chaux sans laquelle les mères paloises devront renoncer aux douceurs de la maternité, sous peine de mettre au monde des enfants ostéomalaciques, voués à l'édentation précoce et à la tuberculose.

Et ce qui est plus grave pour une ville qui, par ailleurs, a quelque prétention d'offrir aux malades tuberculeux des conditions favorables à leur guérison, voilà que nous

(*)

oublions que dans cette maladie, hors de la calcification il
n'y a point de salut !

Je ne veux point aujourd'hui entrer dans la discussion
de cette doctrine nouvelle, disons plutôt rajeunie, puisque
bien avant P. Ferrier, le traitement calcique avait eu sa
place dans la thérapeutique des maladies de poitrine ; je
voudrais seulement vous montrer qu'en ce qui concerne la
composition chimique de l'eau de Pau, nous n'avons rien à
envier à personne et que les craintes émises par notre confrère parisien sont peut-être excessives.

Dès les premières études que je fis de l'eau de la Ville,
il y a une douzaine d'années, j'avais remarqué que les
diverses analyses chimiques faites de cette eau démontraient
une composition minérale excellente dans laquelle les éléments essentiels étaient représentés dans des proportions
non seulement acceptables, mais même désirables.

C'est ainsi que d'après les analyses chimiques effectuées
au Laboratoire du Comité consultatif d'hygiène de France,
en 1898, l'eau de la Ville avait la composition suivante :

ANALYSE CHIMIQUE DE L'EAU DU NÉEZ (23 Septembre 1898).

COMPOSITION PROBABLE :

Silice, en SiO^2	5 milligr	par litre.
Sulfate de chaux, en $SO^4 Ca$........	21 —	—
Carbonate de chaux, en $CO^3 Ca$......	99 —	—
Carbonate de magnésie, en $CO^3 Mg$..	21 —	—
Chlorure de sodium, en $Na Cl$	6 —	—
Degré hydrotimétrique total	14 d.	

Ce dernier chiffre suggérait à l'analyste, le Dr Pouchet, la
réflexion suivante : « Le degré hydrotimétrique de l'eau de
Pau, qui n'est que de 14 d., la range parmi les eaux très
pures ; ce résultat est d'autant plus heureux que l'un des
affluents du gave d'Ossau, le Valentin, paraît être particulièrement riche en sels calcaires, d'après Palassou. »

Cette observation, qui, dans la bouche du professeur de
pharmacologie et de matière minérale, était un compliment.

doit-il être aujourd'hui, à la lumière de la doctrine de Ferrier, une condamnation... par défaut ?

Pour juger impartialement la question, j'ai d'abord relu les pages de Ferrier consacrées à ce qu'il appelle les bonnes eaux de France et il entend par là les eaux qui conservent les dents et étouffent le bacille de Koch. De cet exposé (pages 144 à 154 de son livre), j'ai tiré le classement suivant :

Parmi les stations spécialisées pour le traitement des tuberculeux, les plus réputées et les plus favorables, dit Ferrier, sont :

Berck, Cannes, Menton, Mustapha-Alger et Arcachon.

Et pourquoi ? Ne croyez pas que les vertus de ces stations soient imputables à leur situation géographique, ni aux qualités de leur climat ! C'est tout simplement parce que l'eau qu'on y boit contient, d'une part, beaucoup de chaux à l'état de carbonate et, d'autre part, très peu de chaux à l'état de sulfate.

C'est ainsi qu'à Berck l'eau du puits artésien de St-Waast, renferme 393 milligrammes de chaux carbonatée (exprimée en bicarbonate) et mesure 28 degrés hydrotimétriques. L'eau de la Siagne, qui alimente Cannes, contient 220 milligrammes du même principe calcique, celle du Sorgio, à Menton, 230 milligrammes ; celle de Mustapha, 300. En ce qui concerne Arcachon, l'auteur n'a pu se procurer d'analyse chimique de l'eau de boisson, mais il la suppose très calcaire puisque l'eau du bassin permet d'élever des huîtres. Je n'insiste pas sur la rigueur de cette démonstration.

Par contre, Hyères et Beaulieu, dont les eaux sont surtout sulfatées, et même les eaux sulfureuses de la Savoie, des Pyrénées et du Sud-Ouest (page 145), sont, au dire de Ferrier, très peu recommandables pour les tuberculeux, parce qu'elles favorisent leur décalcification.

Voilà donc des données précises : ce sont celles que me rappelle mon bienveillant correspondant, en m'avertissant charitablement que notre eau doit contenir très peu de chaux. Vous avez vu par sa lettre qu'il n'en donne aucune preuve et qu'il semble tout bonnement admettre la chose a priori, en m'indiquant un moyen d'y remédier.

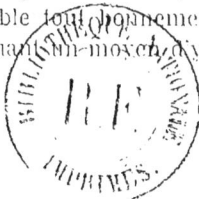

Je vous ai donné tout à l'heure une analyse chimique générale de l'eau du Néez. Serrons maintenant de plus près le problème de la chaux.

Pour cela, j'ai recherché toutes les analyses chimiques de l'eau de la Ville dans lesquelles figuraient la teneur en chaux (exprimée soit en carbonate, soit en bicarbonate), la teneur en sulfate ou acide sulfurique et le degré hydrotimétrique. Voici le tableau résumé que j'ai établi en mettant en regard les chiffres fournis par Ferrier pour quelques-unes des stations fréquentées par les tuberculeux :

STATIONS	NOM DE LA SOURCE	DEGRÉ HYDROTIMÉTRIQUE	CHAUX TOTALE	CHAUX EN CARBONATE	CHAUX EN BICARBONATE	SULFATE DE CHAUX	CHLORURE DE SODIUM
Berck........	Puits St-Waast	28 d.	137.7	235.7	393.0	14.0	39 6
Menton.......	Riv. Sorgio...	—	—	—	230.0	—	—
	— Vésubie..	—	—	—	—	20.0	—
Cannes.......	— Siagne..	13 d.	86.0	—	220.0	9.0	—
St-Raphaël ...	— Siagnole.	—	—	—	157.0	60.0	—
Mustapha.....	—	—	—	—	300.0	30.0	—
Pau (L. C. H.).	Néez, Sept. 1898	14 d.	—	98.8	159.0	20.9	6.4
— —	Néez, Janv. 1900	14 d.	—	116.0	187.9	12.7	6.0
— —	Néez, Oct. 1912	14 d.	63.2	98.4	157.4	19.7	—
Moy. pour Pau.	—	14 d.	63.2	104.4	168.1	17.7	6.2

Il me semble, Messieurs, qu'après cette comparaison, nous n'avons ni à rougir, ni à nous désespérer. Assurément notre eau est loin d'être aussi calcaire que celle de Berck puisqu'elle ne renferme que 168 milligrammes de chaux (exprimée en bicarbonate) au lieu de 393 : par contre, elle s'éloigne beaucoup moins des eaux de Menton et de Cannes, si prônées par Ferrier et elle aurait sur les eaux d'Hyères et de Mustapha l'avantage, capital d'après le même auteur, d'être beaucoup moins sulfatée (17,7 au lieu de 60 et de 30 milligrammes) [1].

Nous voici donc réhabilités, du moins, je l'espère, aux yeux de mon correspondant : l'eau du Néez, distribuée à la ville de Pau depuis près de 50 ans, contient de la chaux en quantité suffisante pour satisfaire aux besoins physiologiques de sa population fixe et aux besoins thérapeutiques de sa population flottante.

Je vais même plus loin et je déclare : Entre l'eau de Berck qui mesure 28 degrés hydrotimétriques et notre eau de Pau qui n'en accuse que 14, — entre cette eau artésienne qui contient près de 400 milligrammes de chaux (bicarbonatée) et 40 de chlorure de sodium, et l'eau du Néez qui n'en renferme que 168 de l'un et 6 de l'autre, je n'hésite pas à préférer celle que nous possédons et buvons. Qu'une bonne eau potable doive contenir une certaine quantité de chaux, d'accord ; mais qu'elle doive en contenir une quantité considérable, sous le prétexte, encore discuté d'ail-

---

1. — Comme documentation sur la teneur en chaux des eaux potables, je rappellerai ici les limites dans lesquelles doit être contenu cet élément pour qu'une eau soit qualifiée bonne ou mauvaise.

		Eaux potables.	Eaux suspectes ou mauvaises.
(Com. Consult. d'Hygiène).	Degré hydrotimétrique.	de 5 à 30 d	Au-dessus de 30
—	Sulfate de chaux....	de 2 à 30 ‰ gr.	Au-dessus de 30 ‰ gr.
(Reichardt)..........	Chaux totale........	Moins de 200 ‰ gr.	—

D'après ce tableau, Berck ne serait que passable par son degré hydrotimétrique (28 degrés) et serait mauvaise par sa teneur en chaux (393) ; Mustapha et St-Raphaël, médiocres par leur teneur en sulfate (30 et 60) ; Pau appartiendrait à la première catégorie (eaux potables) par ses trois éléments.

D'autre part, j'ai eu la curiosité de passer en revue toutes les analyses chimiques faites par le laboratoire du Comité consultatif d'hygiène, pendant une année prise au hasard (1904), et de relever la teneur en chaux totale de toutes celles qui ont reçu la note *très bonne* ou *excellente* ; or, dans 20 analyses ainsi notées et concernant des sources réparties sur les points les plus variés du territoire, la moyenne de la teneur en chaux n'est que de 69 milligrammes par litre, et dans 11, soit plus de la moitié, cette teneur est inférieure à celle de l'eau de Pau ; d'après ces chiffres, notre eau serait bien peu différente de la moyenne générale.

leurs, de sauvegarder les dents et d'empêcher l'agressivité du bacille de Koch, je ne l'admets pas. *In medio stat virtus.* Ne devons-nous pas, en effet, réfléchir à l'autre face du problème, aux inconvénients qu'entraîne une eau trop dure ? Je ne parle pas seulement de l'incrustation des chaudières et des radiateurs d'automobile, ni même de la difficulté de dissoudre le savon ou de cuire les légumes (pauvres cuisinières de Berck, comment faites-vous ?), mais bien, au point de vue strictement médical, du rôle que joue l'absorption calcaire prolongée dans le processus de l'athéromasie et des aortites chroniques. Ce qu'il faut souhaiter, et nous l'avons heureusement, c'est assez de chaux pour nos enfants et pour nos bacillaires, et point trop pour nos rhumatisants chroniques et nos sexagénaires.

Mais j'oubliais ! Le Dr T... ne s'est pas contenté de me signaler le défaut possible de chaux dans notre eau prise à la source ; il m'a révélé aussi un danger tout à fait insoupçonné, conséquence de nos filtres épurateurs. Rappelez-vous le passage de sa lettre : « Vous donnez à votre belle ville de l'eau filtrée sur du sable *siliceux* !... Puissiez-vous comme à Francfort, faire passer cette eau sur des morceaux de beau marbre concassé, où l'acide carbonique en ronge une quantité énorme et donne du carbonate de chaux aux habitants ! »

Aurions-nous donc, sans nous en douter, dénaturé notre eau en la faisant passer à travers du sable siliceux ? Pour trancher cette dernière question, j'allai trouver mon très distingué collaborateur chimiste, M. Turon, et lui demandai s'il voulait bien m'aider en procédant à une double expertise :

1° Analyse des sables des bassins filtrants, sable neuf et sable usagé ;

2° Analyse de l'eau avant et après son passage à travers les filtres.

Avec son obligeance habituelle, dont je tiens ici à le remercier très sincèrement, M. Turon effectua ces quatre analyses ; en voici les résultats :

I. — ANALYSE DES SABLES :

	Neuf.	Usagé (filtre 4).	Différence.
Chaux en Ca O..........	2.648 %	2.573 %	— 0.075 %
Silice en Si O²	58.8 %	62.9 %	+ 4.1 %

II. — ANALYSE CHIMIQUE DE L'EAU DU NÉEZ
(Installation filtrante de Guindalos) :

	Brute.	Filtrée.	Différence.
Chaux totale en Ca O (en milligr.)....	63.2	64.8	+ 1.6
Acide sulfurique en So³..............	11.7	12.0	+ 0.3
Sulfate de chaux en So⁴ Ca...........	19.8	20.3	+ 0.5
Chaux du sulfate...................	8.1	8.3	+ 0.2
Chaux non sulfatée.................	55.1	56.5	+ 1.4
Chaux non sulfatée en Co³ Ca........	98.4	100.9	+ 2.5
Chaux non sulfatée en bicarbonate....	157.4	161.5	+ 4.1
Degré hydrotimétrique	14 d.	14 d.	=

Du premier tableau, il résulte :

1° Que les sables des filtres ne sont pas exclusivement siliceux ;

2° Que si leur élément principal est la silice (comme cela se voit du reste dans la plupart des sables), celle-ci n'entre que pour 59 à 63 0/0 dans leur composition :

3° Que ces sables renferment une petite quantité de chaux, suffisante pour maintenir le degré calcaire de l'eau qui les traverse.

En effet, du deuxième tableau, il ressort :

Que l'eau, par son passage à travers les sables filtrants, ne s'appauvrit nullement en chaux, puisque, au contraire, cet élément se trouve très légèrement augmenté (4 milligrammes par litre).

Nous voilà donc enfin tranquilles : nous possédons une eau bactériologiquement et chimiquement excellente, qui, d'une part, nous épargne les maladies d'origine hydrique, les entérites estivales et la fièvre typhoïde et qui, d'autre part, nous permet, aussi bien qu'ailleurs, d'assurer à nos enfants l'ossification de leurs épiphyses, de défendre nos dents contre la carie insidieuse et de fournir à nos malades le ciment qui peut contribuer à la réparation de leurs lésions tuberculeuses.

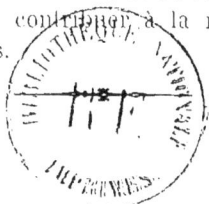